TOSS式認知症予防脳トレ

アタマげんき

①言語活用力編

監修 医学博士 吉川 武彦

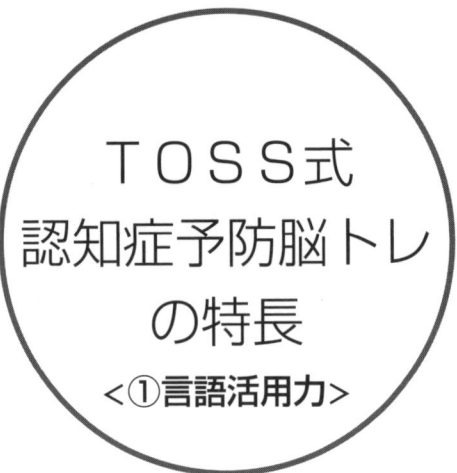

ＴＯＳＳ式 認知症予防脳トレ の特長
<①言語活用力>

1．楽しくできる脳トレ	楽しくないと神経細胞は元気になりません。
2．拡散型の脳トレ	ワーキングメモリーや想起などの拡散型の脳トレがシナプスを活発化させます。
3．5因子の脳トレ	5因子とは 　①言語活用力 　②記憶再生力 　③認知・注意力 　④推理・判断力 　⑤計画・行動力 記憶障害・見当識障害・失語・失行・失認などの認知症の中核症状を予防する5因子の脳トレです。

・5因子のうち「①言語活用力」は、思考のベースになる因子です。ひとは、そのひとが持っている言語活用力以上の思考はできないとさえ言われています。

・論理的に物事を考えようとするとき、あるいは自分の考えを相手に伝えようとするとき、左前頭葉のブローカ野と大脳辺縁系の海馬と前頭前野の大脳皮質が主に働きます。

トレーニング問題はp3〜26・正解例はp27〜32にあります

1 「□っ□り」

「びっくり」というようなことばになるように、「□っ□り」の □ をうめてください。

1．このニュースは、□っ□り意味がわからない。

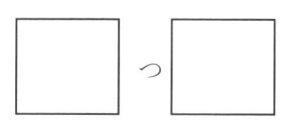

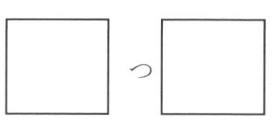

2．この日本食は□っ□りした味で年配の方に人気です。

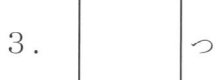

3．□っ□りして腰がぬけた。

4．お風呂を掃除するために、スポンジに水を□っ□りしみこませた。

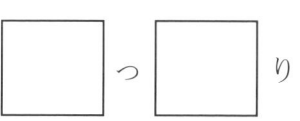

5．日が落ち、里は□っ□りと暮れた。

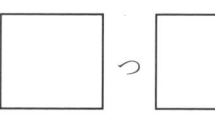

2 連想してことわざをつくってください

イラストや文字から連想し、マスの中へ文字を入れて、ことわざをつくってください。

1.

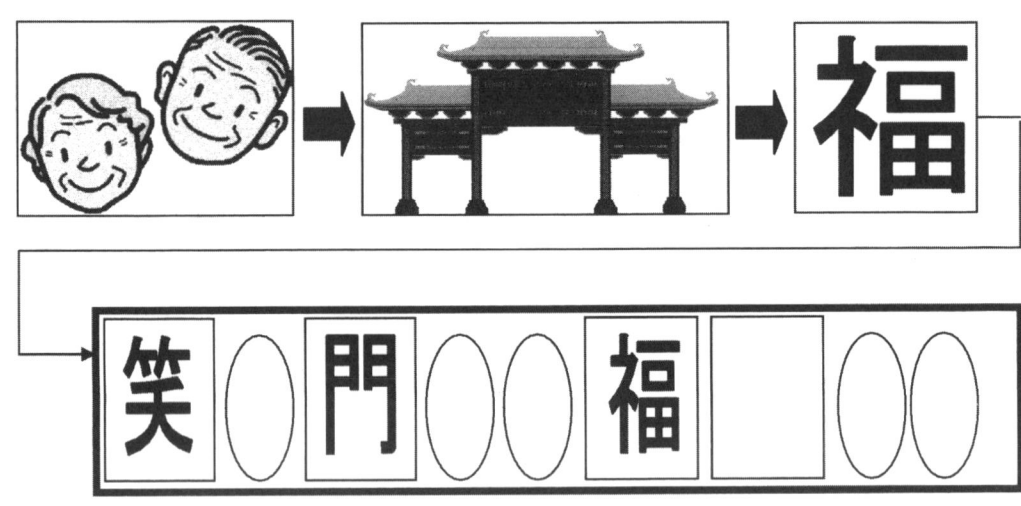

笑○門○○福○○○

2.

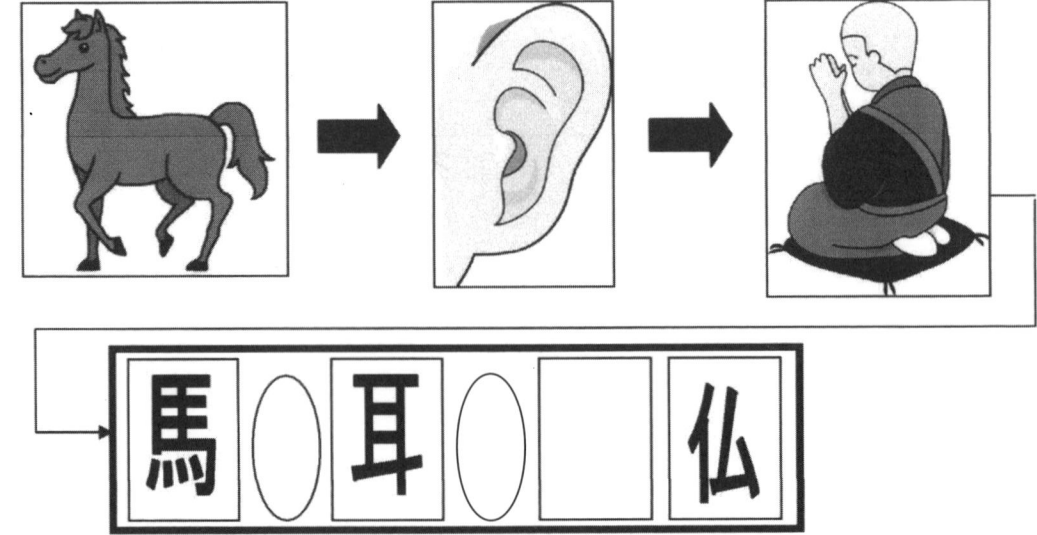

馬○耳○○仏

❸ イラストのことわざ

イラストから連想し、□の中にことわざを書いてください。

1.
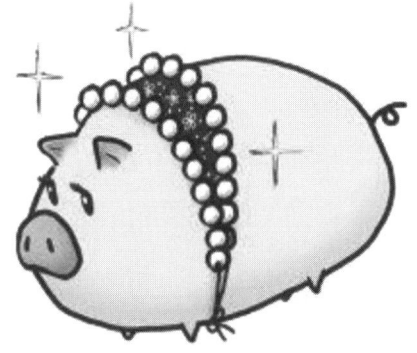

2.
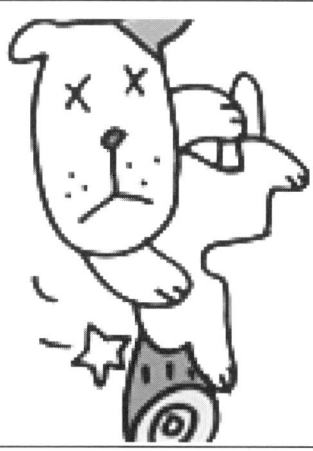

3.
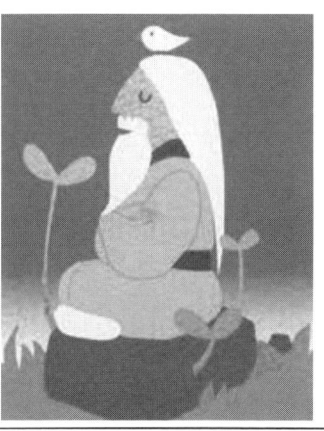

4.
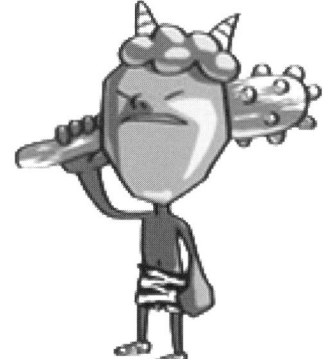

4 文をつくりましょう

上と下のカードを一枚ずつつないで、すべて正しい文になるようにしてください。

上段（右から左）:
- 寒くなってきた。
- 明日は雨らしい。
- 寿司が好きですか。
- にわか雨だ。
- 宝くじに当たった。
- 新しい家を建てた。
- 図書館に行った。
- 卵が割れた。

下段（右から左）:
- それとも、うなぎが好きですか。
- だから、走って家に帰った。
- ところが、今日は休みだった。
- そのうえ、北風も吹いてきた。
- さらに、新車も買った。
- すべて、貯金することにした。
- すると、中からひよこが出てきた。
- きっと、運動会は延期だろう。

5 正しい意味はどっち

正しい意味は、イ・ロのどちらでしょうか。○をつけてください。

1. 一姫二太郎

    イ　女の子1人と男の子2人。

    ロ　子どもは、1人目が女の子、2人目が男の子がよい。

2. 住めば都

    イ　住みなれれば、どこでもそれなりによい。

    ロ　住むなら都会がよい。

3. 情けは人のためにならず

    イ　他人に親切をすれば、回り回っていずれは自分が親切にされる。

    ロ　他人に情けをかけると甘やかすことになる。

4. かわいい子には旅をさせよ

    イ　かわいい子には楽しい旅をさせろ。

    ロ　かわいい子にはつらい経験をさせろ。

5. 気がおけない

    イ　気を許せない。

    ロ　気をつかわなくても、付き合える。

6 箸のマナー

箸のマナー違反の表現とその正しい意味を線で結んでください。

じか箸 ●	● 器を箸で手元に引く。
ねぶり箸 ●	● どのお皿のものを食べようかと、箸が定まらない。
迷い箸 ●	● 箸置きではなく、器の上に箸を置く。
寄せ箸 ●	● 箸についた食べ物を口でとる。
渡し箸 ●	● みんなでとる料理を自分の箸で直接とる。

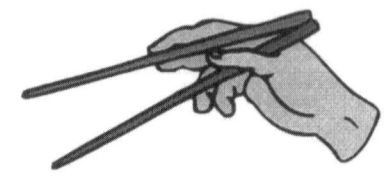

7 □ん□り

「ぼんやり」というようなことばになるように、「□ん□り」の□をうめてください。

1. 同じことの繰り返しで、聞き飽きた。もう □ ん □ りだ。

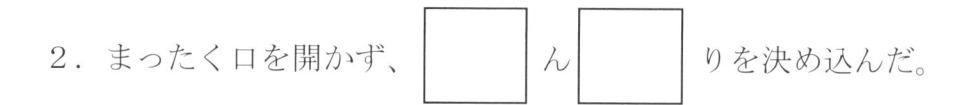

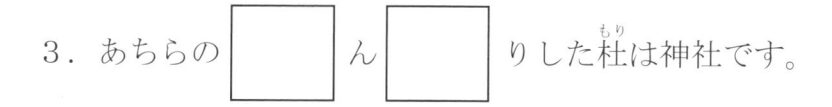

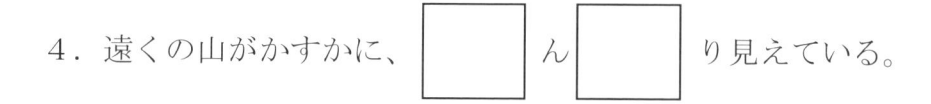

2. まったく口を開かず、□ ん □ りを決め込んだ。

3. あちらの □ ん □ りした杜(もり)は神社です。

4. 遠くの山がかすかに、□ ん □ り見えている。

5. 「そんなこと言うなんて・・・□ ん □ りです。」

8 共通する漢字を入れましょう

2つの文に共通する漢字を□に書いてください。

(例)
犬も歩けば□に当たる
足を□にする　　　　→　棒

1. 猿も□から落ちる
　　□に竹をつぐ

2. 風□にもおけぬ
　　恥の□ぬり

3. 寝耳に□
　　立て板に□

4. □人寄れば文殊の智恵
　　□尺下がって師の影を踏まず

5. □っ張りの朝寝坊
　　□越しの金は持たぬ

9 反対のことわざはどれ

反対の意味のことわざを選んで、線で結んでください。

- 割れ鍋にとじぶた
- 渡る世間に鬼はない
- 下手の横好き
- あとは野となれ山となれ
- 一石二鳥

- 立つ鳥跡を濁さず
- 人を見たら泥棒と思え
- たで食う虫も好きずき
- 蛇蜂取らず
- 好きこそものの上手なれ

10 名言・格言

（　）の中の最も適していることばに〇をつけ、名言・格言を完成させてください。

1. 我輩の辞書に（ 不可能 ・ 猫 ・ 敗戦 ）という文字はない。

   (ナポレオン)

2. それでも（ 社会 ・ 地球 ・ 人間 ）は動いている。

   (ガリレオ)

3. 天才は1％のひらめきと99％の（ 努力 ・ 汗 ・ 過程 ）である。

   (エジソン)

4. 少年老いやすく学成りがたし、一寸の（ 時 ・ 光陰 ・ 幸運 ）軽んずべからず。

   (朱子)

文を完成させましょう

（　　）の中で最も適していることばに〇をつけ、文を完成させてください。

1．借金で、（　頭　・　首　・　からだ　）がまわらない。

2．お客が、新メニューをおいしそうに食べている姿に、
（　噛みごたえ　・　手ごたえ　・　歯ごたえ　）を感じた。

3．先輩力士の、（　胸　・　手　・　腕　）を借りて、稽古に励む。

4．ひどくおこられそうだ。（　足　・　顔　・　首　）を洗って待っていることにしよう。

5．この子の強情さは、私の（　腕　・　手　・　身　）にあまる。

6．やさしいところから、（　足　・　つば　・　手　）をつける。

12 「人生」についての名言・格言

（　）に当てはまることばを下の□から選んで、文を完成させてください。

1. 人生でいちばん大事なことは（　　　　　）したら、じっと歯を食いしばってがまんし、（　　　　　）してもすぐ有頂天にならないことだ。

(ドストエフスキー)

2. 人生は（　　　　　）である。そこでは幸福より、（　　　　　）のほうが良い教師である。

(フリーチェ)

3. 人生は（　　　　　）のごとし。上手な役者が乞食になることもあれば、（　　　　　）役者が殿様になることもある。

(福沢諭吉)

| 芝居 | 学校 | 成功 |
| 大根 | 不幸 | 失敗 |

13 「上」・「下」・「前」が後ろにくる熟語

□に当てはまる漢字を入れて、二字熟語を完成させてください。

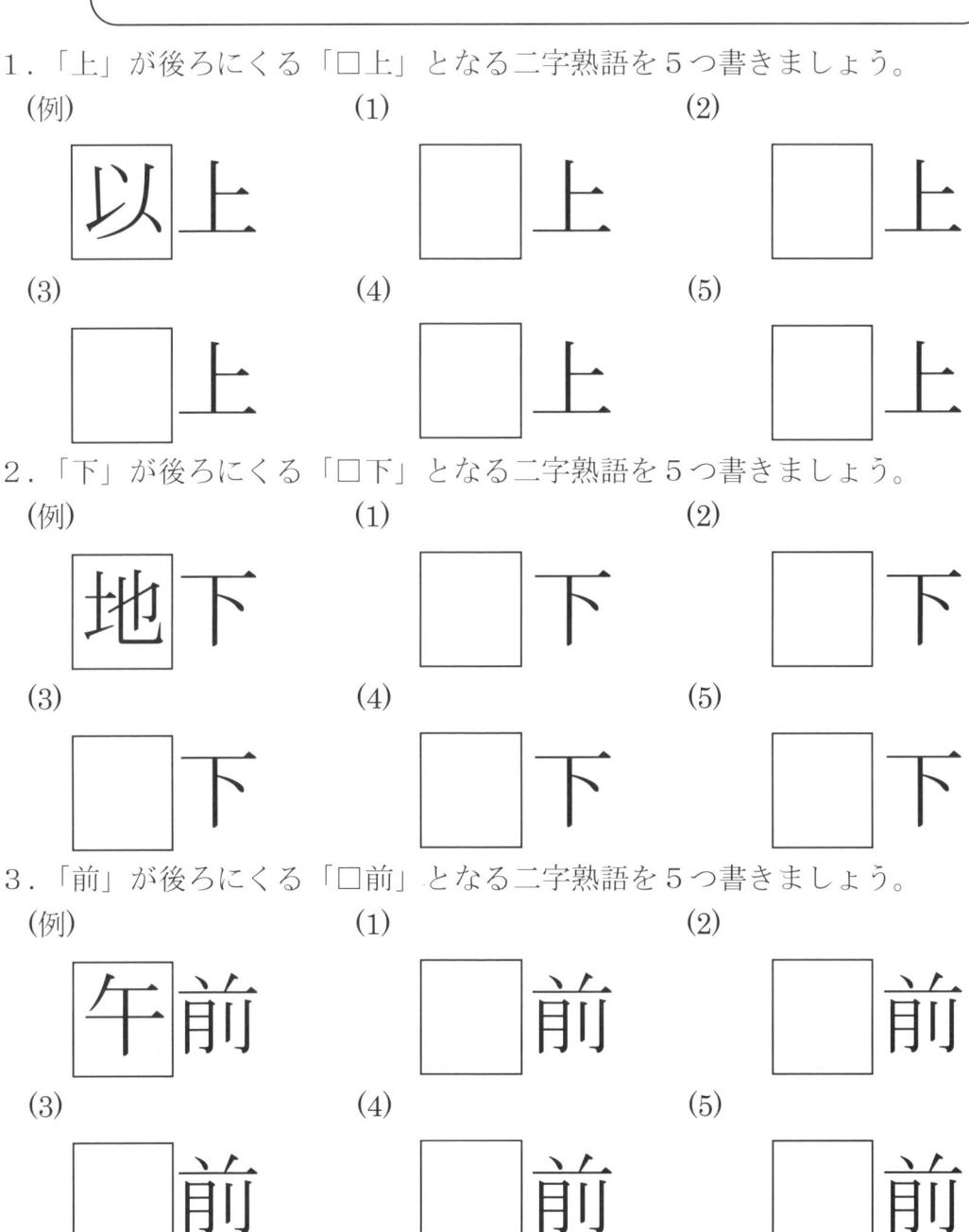

1．「上」が後ろにくる「□上」となる二字熟語を5つ書きましょう。

(例) 以上　(1) □上　(2) □上
(3) □上　(4) □上　(5) □上

2．「下」が後ろにくる「□下」となる二字熟語を5つ書きましょう。

(例) 地下　(1) □下　(2) □下
(3) □下　(4) □下　(5) □下

3．「前」が後ろにくる「□前」となる二字熟語を5つ書きましょう。

(例) 午前　(1) □前　(2) □前
(3) □前　(4) □前　(5) □前

14 名言を完成させましょう

（　）にあてはまることばを下の□から選んで、名文を完成させてください。

1. 生きることは呼吸することではない。（　　　　　）することだ。

(ルソー)

2. 人間、（　　　　　）を立てるに遅すぎるということはない。

(ウィン)

3. （　　　　　）は力なり。

(ベーコン)

4. （　　　　　）なしに恋する者だけが誠の恋を知る。

(シラー)

5. 目の見える人間は、見えるという（　　　　　）を知らずにいる。

(ジード)

```
期待    幸福    行動
志      知
```

15 同音異義語

文章になるように、（　）に当てはまる同音異義語を入れてください。

1．「シュウ」と読む漢字を入れてください。

> 学生のとき（　）才とうたわれていた彼は、卒業後、
> （　）職もせず、（　）入はゼロ、
> （　）日公園でぶらぶらしているということだ。

2．「ケン」と読む漢字を入れてください。

> （　）設会社の幹部を警察が（　）挙。その後、
> （　）知事を巻き込む汚職事（　）に発展した。

3．「キ」と読む漢字を入れてください。

> （　）異に感じたニュースは裏をとるのが（　）本と
> （　）真面目な（　）者は言った。

17

16 同じ意味になることば

同じ意味になるように（　）にことばを入れてください。

(例) 円高が一転し、円がドルより低くなりました。
→円高が一転し、（　円安　）になりました。

1．この摘んだ花は、本の間にはさんで、乾かして、残しましょう。
→この摘んだ花は、（　　　　　　）にしましょう。

2．彼は、角がなく、実に穏やかな性格です。
→彼は、（　　　　　　）な性格です。

3．今度の舞台では、重要でない役にまわされました。
→今度の舞台では、（　　　　　　）にまわされました。

4．選手が、歩く足をそろえて入場してきました。
→選手が、（　　　　　　）をそろえて入場してきました。

5．羽田発福岡行きの700便は、台風のために飛べない状態でした。
→羽田発福岡行きの700便は、台風のため（　　　　　　）しました。

17 同じ意味のことわざは？

同じ意味のことわざを選んで答えてください。

1．「猫をかぶる」と同じ意味のことわざを次のイ～ハの中から一つ選び、記号で答えてください。

　イ　羊の皮を着た狼
　ロ　捕らぬ狸の皮算用
　ハ　猫に小判

答え

2．「ぬかにくぎ」と同じ意味のことわざを次のイ～ハの中から一つ選び、記号で答えてください。

　イ　出る杭は打たれる
　ロ　他山の石
　ハ　のれんに腕押し

答え

3．「弘法も筆のあやまり」と同じ意味のことわざを次のイ～ハの中から一つ選び、記号で答えてください。

　イ　天狗の飛びそこない
　ロ　鉄は熱いうちに打て
　ハ　知らぬが仏

答え

18 表現に最も合うことばは？

比喩的な表現です。（　）に入ることばを下の□から選んでください。

1．椿の花がぽたりと落ちても響き渡りそうな（　　　　　）。

2．深い水の底に沈んでしまったような（　　　　　）。

3．走り出したくなるような（　　　　　）。

4．ビル全体がゆらゆらと揺らぐような（　　　　　）。

5．深い森に置き去りにされたような（　　　　　）。

6．砂を噛むような（　　　　　）。

味気なさ	うれしさ	騒ぎ
静寂	沈黙	不安感

19 たとえは何のこと？

次の「たとえ」は、どのような状態のことですか。適切なほうに○をつけてください。

(例)「トラの威を借るキツネみたいなヤツ」とは？
　　　㋑　権威のある者に追従して威張っているヤツ
　　　ロ　アタマはトラで、体がキツネみたいなヤツ

1．「マグロのように働く日本のサラリーマン」とは？
　　　イ　自宅と会社を往復するように忙しく働くサラリーマン
　　　ロ　脂がのりきったたくましいサラリーマン

2．「犬にも劣る人間」とは？
　　　イ　融通のきかない人
　　　ロ　誠実ではない人

3．「ブロイラーの鶏のように育てられた子どもたち」とは？
　　　イ　運動もせず、ぶくぶく太った子どもたち
　　　ロ　ついばむように、ちょこちょこ食べる子どもたち

4．「借りてきた猫みたいな目つき」とは？
　　　イ　今にもツメでひっかくような敵意に満ちた目つき
　　　ロ　びくついた目つき

20 同音異義語

「破顔□□□□」と「□□□□の問題」の□□□□に「いっしょう」を入れると、「破顔一笑」と「一生の問題」になります。このように、2つのことばができるように、□□□□に共通のことばを入れてください。

（例）破顔いっしょう→「破顔いっしょう（一笑）」
　　　いっしょうの問題→「いっしょう（一生）の問題」

1. 10時□□□□

　　□□□□寿司

2. 不法□□□

　　□□□オリンピック

3. 水の□□□

　　□□□期間

4. 事業の□□□

　　□□□10メートル

21 逆からも読める熟語

□から適切な漢字を選び、逆からも読める二字熟語をつくってください。なお、下の□には当てはまらない漢字が4つあります。

(例)
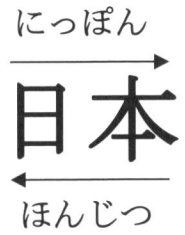
にっぽん
日本
ほんじつ

1. □国　2. □室　3. □命

4. □線　5. 性□　6. 子□

| 大 | 息 | 個 | 路 | 外 |
| 質 | 悪 | 供 | 運 | 温 |

22 忌みことばを避けましょう

結婚式にはお祝いにふさわしいことばを使います。線を引いたことばを正しい表現に直してください。

1．結婚行進曲が<u>流れるなか</u>、新郎新婦の入場です。

　　結婚行進曲が（　　　　　　　　　　　　　　）、新郎新婦の入場です。

2．二人は、<u>去年</u>の二月に出会い、今日の日を迎えました。

　　二人は、（　　　　　　）の二月に出会い、今日を迎えました。

3．おいしい料理が<u>さめないうちに</u>召し上がってください。

　　おいしい料理が、（　　　　　　　　　　　　　　）召し上がってください。

4．披露宴はこれを持ちまして<u>終わりに</u>させていただきます。

　　披露宴はこれを持ちまして（　　　　　　　　　　　　　　）いただきます。

23 具体的なことばにしましょう

下線部は何のことを言っているのか、具体的な例を □ の中から選んで書いてください。

1．<u>聖職</u>につくのが彼の夢だった。
（　　　　　　　　　）

2．<u>無形の形</u>をつけなさい。剣術の免許皆伝だけでは勝てない。
（　　　　　　　　　）

3．最近の若者は光ばかり求め、<u>影</u>がない。
（　　　　　　　　　）

4．明日の米に困る生活には、これは<u>贅沢品</u>だ。
（　　　　　　　　　）

5．昨日までの社長が、急に<u>前掛けの似合う人間</u>になってしまった。
（　　　　　　　　　）

```
お寿司　努力　番頭さん
こころ　牧師
```

24 適切な表現はどっち？

（　）の中の適切だと思うことばのほうに○をしてください。

1．彼は博識だが、（ 智恵 ・ 知識 ）が足りない気がします。

2．31日の大晦日に、お雑煮用の餅をつくのがこの地方の
　（ 流行 ・ 慣習 ）です。

3．彼女のちょっとした優しさに（ ふれた ・ さわった ）ような気がしました。

4．ちょっとしたミスをしたら、上司にネチネチと
　（ しかられました ・ さとされました ）。

5．徳があって、穏やかな、（ 人格 ・ 性格 ）のすぐれた紳士です。

6．沼には、（ ぬし ・ あるじ ）といわれるかっぱがいる。

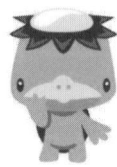

◆ 正解例（ほかの正解も考えられます）◆ ❶〜❹

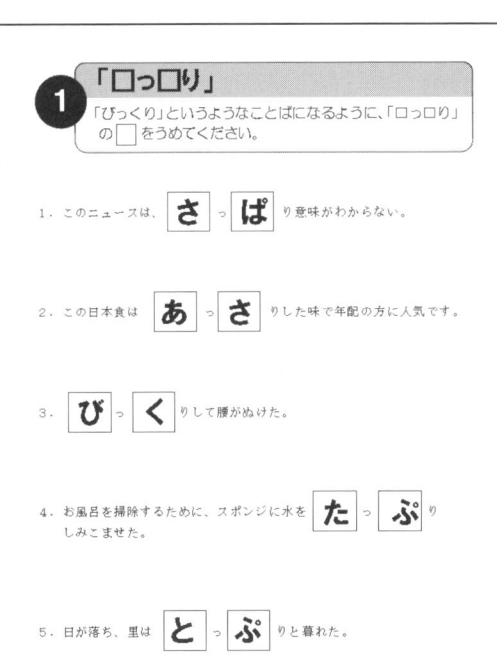

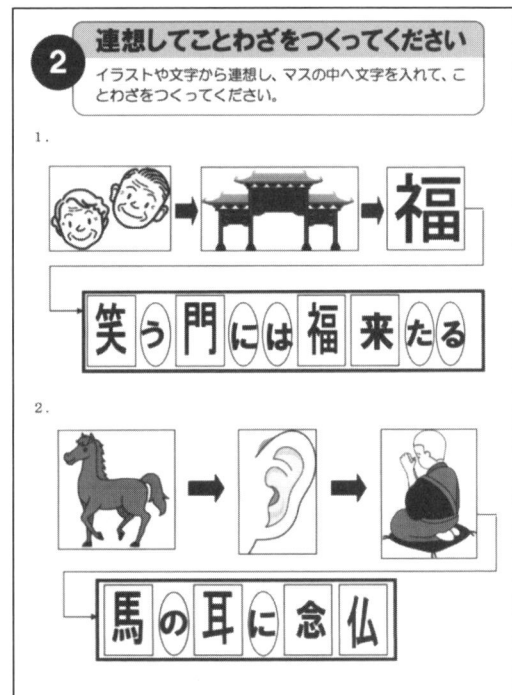

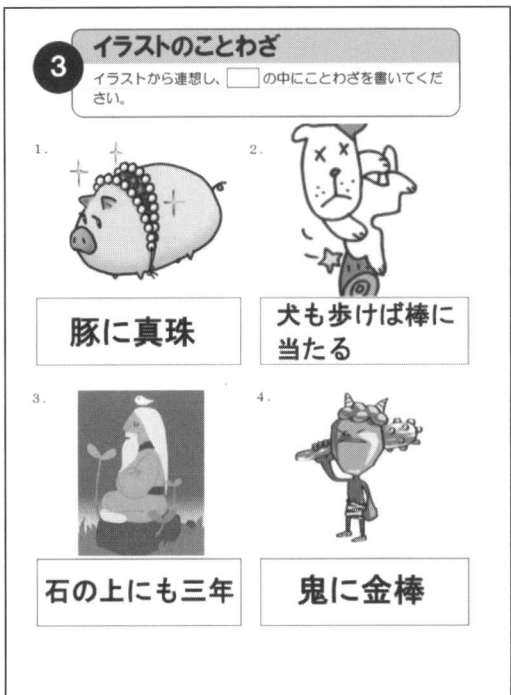

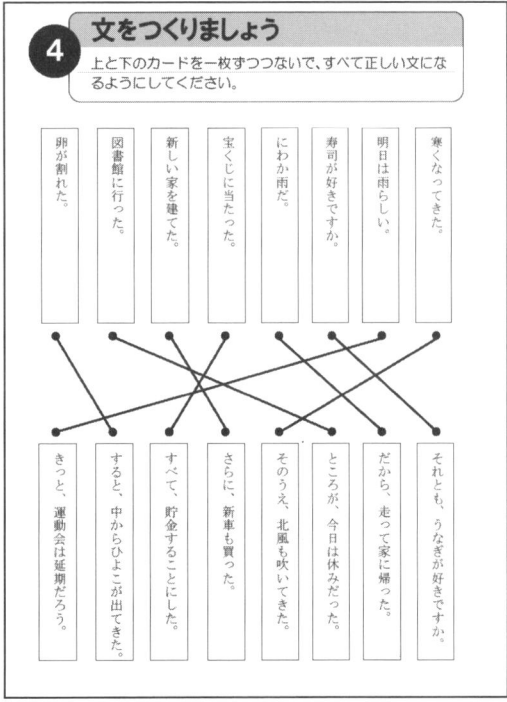

◆ 正解例（ほかの正解も考えられます）◆ 〜

正しい意味はどっち

正しい意味は、イ・ロのどちらでしょうか。〇をつけてください。

1. 一姫二太郎
   - イ　女の子1人と男の子2人。
   - ㋺　子どもは、1人目が女の子、2人目が男の子がよい。

2. 住めば都
   - ㋑　住みなれば、どこでもそれなりによい。
   - ロ　住むなら都会がよい。

3. 情けは人のためにならず
   - ㋑　他人に親切をすれば、回り回っていずれは自分が親切にされる。
   - ロ　他人に情けをかけると甘やかすことになる。

4. かわいい子には旅をさせよ
   - イ　かわいい子には楽しい旅をさせろ。
   - ㋺　かわいい子にはつらい経験をさせろ。

5. 気がおけない
   - イ　気を許せない。
   - ㋺　気をつかわなくても、付き合える。

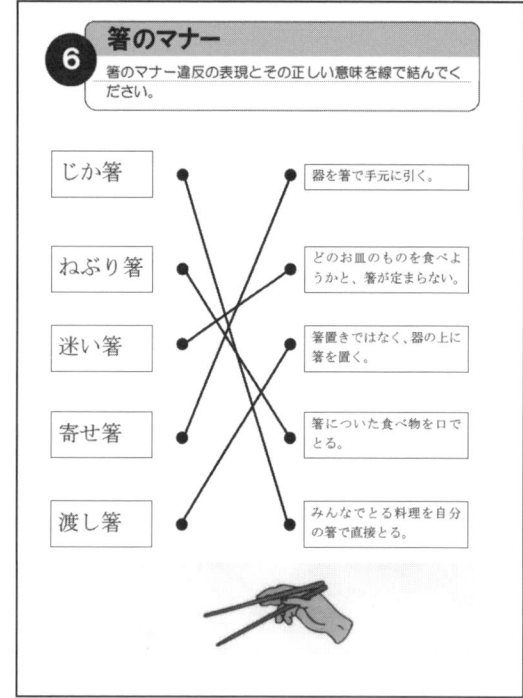

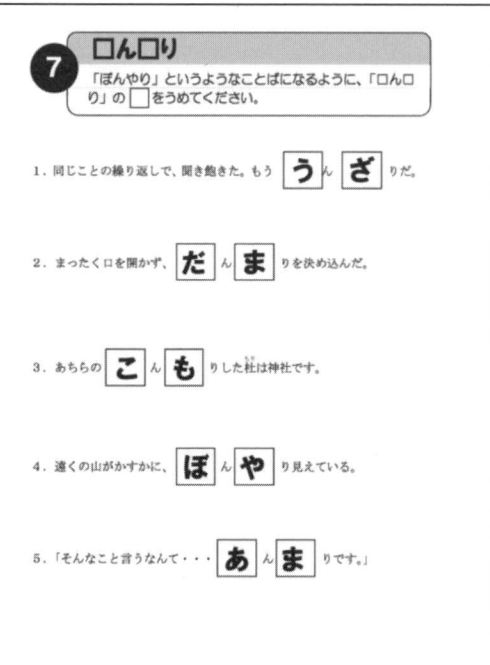

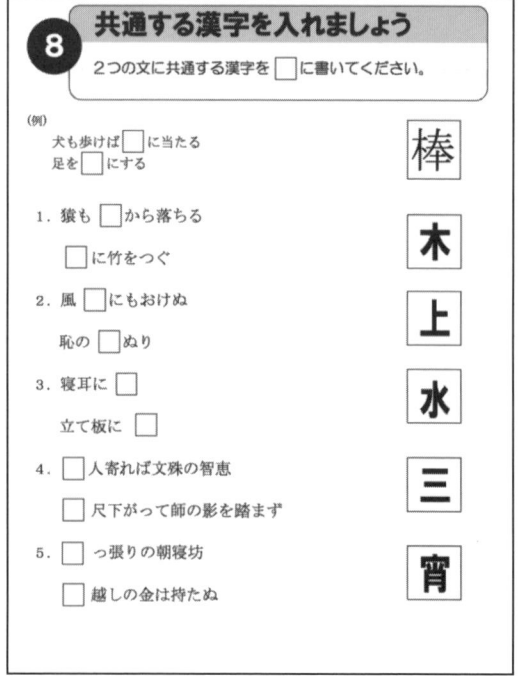

◆ 正解例（ほかの正解も考えられます）◆ ⑨〜⑫

⑨ 反対のことわざはどれ
反対の意味のことわざを選んで、線で結んでください。

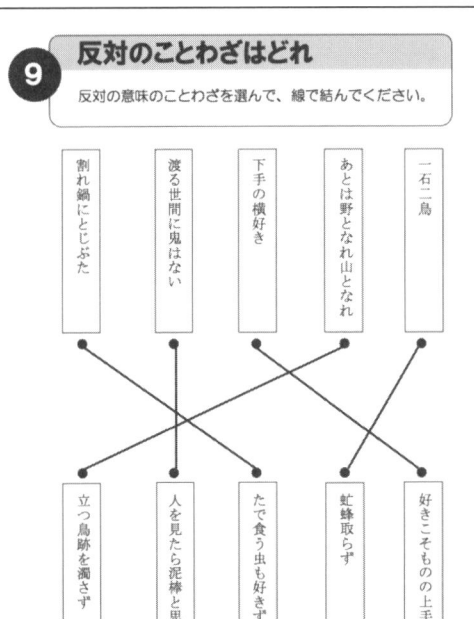

上段：一石二鳥／あとは野となれ山となれ／下手の横好き／渡る世間に鬼はない／割れ鍋にとじぶた

下段：立つ鳥跡を濁さず／人を見たら泥棒と思え／たで食う虫も好きずき／虻蜂取らず／好きこそものの上手なれ

結び：
- 一石二鳥 ― 虻蜂取らず
- あとは野となれ山となれ ― 立つ鳥跡を濁さず
- 下手の横好き ― 好きこそものの上手なれ
- 渡る世間に鬼はない ― 人を見たら泥棒と思え
- 割れ鍋にとじぶた ― たで食う虫も好きずき

⑩ 名言・格言
（　）の中の最も適していることばに○をつけ、名言・格言を完成させてください。

1. 我輩の辞書に（**不可能**・猫・敗戦）という文字はない。
　　　　　　　　　　　　　　　　　　　　　　（ナポレオン）

2. それでも（社会・**地球**・人間）は動いている。
　　　　　　　　　　　　　　　　　　　　　　（ガリレオ）

3. 天才は1％のひらめきと99％の（**努力**・汗・過程）である。
　　　　　　　　　　　　　　　　　　　　　　（エジソン）

4. 少年老いやすく学成りがたし、一寸の（時・**光陰**・幸運）軽んずべからず。
　　　　　　　　　　　　　　　　　　　　　　（朱子）

⑪ 文を完成させましょう
（　）の中で最も適していることばに○をつけ、文を完成させてください。

1. 借金で、（頭・**首**・からだ）がまわらない。

2. お客が、新メニューをおいしそうに食べている姿に、（噛みごたえ・**手ごたえ**・歯ごたえ）を感じた。

3. 先輩力士の、（胸・手・腕）を借りて、稽古に励む。

4. ひどくおこられそうだ。（足・顔・**首**）を洗って待っていることにしよう。

5. この子の強情さは、私の（腕・**手**・身）にあまる。

6. やさしいところから、（足・つば・**手**）をつける。

⑫ 「人生」についての名言・格言
（　）に当てはまることばを下の□から選んで、文を完成させてください。

1. 人生でいちばん大事なことは（**失敗**）したら、じっと歯を食いしばってがまんし、（**成功**）してもすぐ有頂天にならないことだ。
　　　　　　　　　　　　　　　　　　　　　　（ドストエフスキー）

2. 人生は（**学校**）である。そこでは幸福より、（**不幸**）のほうが良い教師である。
　　　　　　　　　　　　　　　　　　　　　　（フリーチェ）

3. 人生は（**芝居**）のごとし。上手な役者が乞食になることもあれば、（**大根**）役者が殿様になることもある。
　　　　　　　　　　　　　　　　　　　　　　（福沢諭吉）

| 芝居 | 学校 | 成功 |
| 大根 | 不幸 | 失敗 |

◆ 正解例（ほかの正解も考えられます）◆ 13〜16

13 「上」・「下」・「前」が後ろにくる熟語
□に当てはまる漢字を入れて、二字熟語を完成させてください。

1．「上」が後ろにくる「□上」となる二字熟語を5つ書きましょう。
（例）以上　（1）地上　（2）氷上
（3）真上　（4）参上　（5）向上

2．「下」が後ろにくる「□下」となる二字熟語を5つ書きましょう。
（例）地下　（1）眼下　（2）落下
（3）上下　（4）月下　（5）川下

3．「前」が後ろにくる「□前」となる二字熟語を5つ書きましょう。
（例）午前　（1）神前　（2）風前
（3）名前　（4）事前　（5）食前

14 名言を完成させましょう
（　）にあてはまることばを下の□から選んで、名文を完成させてください。

1．生きることは呼吸することではない。（行動）することだ。
（ルソー）

2．人間、（志）を立てるに遅すぎるということはない。
（ウィン）

3．（知）は力なり。
（ベーコン）

4．（期待）なしに恋する者だけが誠の恋を知る。
（シラー）

5．目の見える人間は、見えるという（幸福）を知らずにいる。
（ジード）

| 期待 | 幸福 | 行動 |
| 志 | 知 | |

15 同音異義語
文章になるように、（　）に当てはまる同音異義語を入れてください。

1．「シュウ」と読む漢字を入れてください。

学生のとき（秀）才とうたわれていた彼は、卒業後、（就）職もせず、（収）入はゼロ、（終）日公園でぶらぶらしているということだ。

2．「ケン」と読む漢字を入れてください。

（建）設会社の幹部を警察が（検）挙。その後、（県）知事を巻き込む汚職事（件）に発展した。

3．「キ」と読む漢字を入れてください。

（奇）異に感じたニュースは裏をとるのが（基）本と（生）真面目な（記）者は言った。

16 同じ意味になることば
同じ意味になるように（　）にことばを入れてください。

（例）円高が一転し、円がドルより低くなりました。
→円高が一転し、（円安）になりました。

1．この摘んだ花は、本の間にはさんで、乾かして、残しましょう。
→この摘んだ花は、（押し花）にしましょう。

2．彼は、角がなく、実に穏やかな性格です。
→彼は、（温厚）な性格です。

3．今度の舞台では、重要でない役にまわされました。
→今度の舞台では、（脇役）にまわされました。

4．選手が、歩く足をそろえて入場してきました。
→選手が、（足並み）をそろえて入場してきました。

5．羽田発福岡行きの700便は、台風のために飛べない状態でした。
→羽田発福岡行きの700便は、台風のため（欠航）しました。

◆ 正解例（ほかの正解も考えられます）◆ 17〜20

17 同じ意味のことわざは？
同じ意味のことわざを選んで答えてください。

1. 「猫をかぶる」と同じ意味のことわざを次のイ〜ハの中から一つ選び、記号で答えてください。

   イ　羊の皮を着た狼
   ロ　捕らぬ狸の皮算用
   ハ　猫に小判

   答え　**イ**

2. 「ぬかにくぎ」と同じ意味のことわざを次のイ〜ハの中から一つ選び、記号で答えてください。

   イ　出る杭は打たれる
   ロ　他山の石
   ハ　のれんに腕押し

   答え　**ハ**

3. 「弘法も筆のあやまり」と同じ意味のことわざを次のイ〜ハの中から一つ選び、記号で答えてください。

   イ　天狗の飛びそこない
   ロ　鉄は熱いうちに打て
   ハ　知らぬが仏

   答え　**イ**

18 表現に最も合うことばは？
比喩的な表現です。（　）に入ることばを下の□から選んでください。

1. 椿の花がぽたりと落ちても響き渡りそうな（ **静寂** ）。
2. 深い水の底に沈んでしまったような（ **沈黙** ）。
3. 走り出したくなるような（ **うれしさ** ）。
4. ビル全体がゆらゆらと揺らぐような（ **騒ぎ** ）。
5. 深い奈に置き去りにされたような（ **不安感** ）。
6. 砂を噛むような（ **味気なさ** ）。

| 味気なさ | うれしさ | 騒ぎ |
| 静寂 | 沈黙 | 不安感 |

19 たとえは何のこと？
次の「たとえ」は、どのような状態のことですか。適切なほうに○をつけてください。

(例)「トラの威を借るキツネみたいなヤツ」とは？
　　㋑　権威のある者に追従して威張っているヤツ
　　ロ　アタマはトラで、体がキツネみたいなヤツ

1. 「マグロのように働く日本のサラリーマン」とは？
　　㋑　自宅と会社を往復するように忙しく働くサラリーマン
　　ロ　脂がのりきったたくましいサラリーマン

2. 「犬にも劣る人間」とは？
　　イ　融通のきかない人
　　㋺　誠実ではない人

3. 「ブロイラーの鶏のように育てられた子どもたち」とは？
　　㋑　運動もせず、ぶくぶく太った子どもたち
　　ロ　ついばむように、ちょこちょこ食べる子どもたち

4. 「借りてきた猫みたいな目つき」とは？
　　イ　今にもツメでひっかくような敵意に満ちた目つき
　　㋺　びくついた目つき

20 同音異義語
「破顔□□□□□」と「□□□□□の問題」の□□□□□に「いっしょう」を入れると、「破顔一笑」と「一生の問題」になります。このように、2つのことばができるように、□□□□□に共通のことばを入れてください。

(例) 破顔いっしょう→「破顔いっしょう（一笑）」
　　　いっしょうの問題→「いっしょう（一生）の問題」

1. 10時　| か | い | て | ん |
　　　　| か | い | て | ん |　寿司

2. 不法　| と | う | き |
　　　　| と | う | き |　オリンピック

3. 水の　| よ | う | せ | い |
　　　　| よ | う | せ | い |　期間

4. 事業の　| す | い | し | ん |
　　　　　| す | い | し | ん |　10メートル

◆ 正解例（ほかの正解も考えられます） ◆ 21〜24

21 逆からも読める熟語

□から適切な漢字を選び、逆からも読める二字熟語をつくってください。なお、下の□には当てはまらない漢字が4つあります。

（例）
にっぽん
日本
ほんじつ

1. 外国
2. 温室
3. 運命
4. 路線
5. 性悪
6. 子息

| 大 | 息 | 個 | 路 | 外 |
| 質 | 悪 | 供 | 運 | 温 |

22 忌みことばを避けましょう

結婚式にはお祝いにふさわしいことばを使います。線を引いたことばを正しい表現に直してください。

1. 結婚行進曲が流れるなか、新郎新婦の入場です。
   結婚行進曲が（ **聴こえるなか** ）、新郎新婦の入場です。

2. 二人は、去年の二月に出会い、今日の日を迎えました。
   二人は、（ **昨年** ）の二月に出会い、今日を迎えました。

3. おいしい料理がさめないうちに召し上がってください。
   おいしい料理が、（ **温かいうちに** ）召し上がってください。

4. 披露宴はこれを持ちまして終わりにさせていただきます。
   披露宴はこれを持ちまして（ **お開きとさせて** ）いただきます。

23 具体的なことばにしましょう

下線部は何のことを言っているのか、具体的な例を□の中から選んで書いてください。

1. 聖職につくのが彼の夢だった。　　　（ 牧師 ）

2. 無形の形をつけなさい。剣術の免許皆伝だけでは勝てない。　　　（ こころ ）

3. 最近の若者は光ばかり求め、影がない。　　　（ 努力 ）

4. 明日の米に困る生活には、これは贅沢品だ。　　　（ お寿司 ）

5. 昨日までの社長が、急に前掛けの似合う人間になってしまった。　　　（ 番頭さん ）

| お寿司　努力　番頭さん |
| こころ　牧師 |

24 適切な表現はどっち？

（　）の中の適切だと思うことばのほうに○をしてください。

1. 彼は博識だが、（ **智恵**・知識 ）が足りない気がします。

2. 31日の大晦日に、お雑煮用の餅をつくのがこの地方の（ 流行・**慣習** ）です。

3. 彼女のちょっとした優しさに（ **ふれた**・さわった ）ような気がしました。

4. ちょっとしたミスをしたら、上司にネチネチと（ **しかられました**・さとされました ）。

5. 徳があって、穏やかな、（ **人格**・性格 ）のすぐれた紳士です。

6. 沼には、（ **ぬし**・あるじ ）といわれるかっぱがいる。